# Fibromyalgie

„Fibromyalgie Syndrom: Definition, Pathophysiologie, Diagnostik und Therapie"

**Seltene Krankheiten sind selten, aber Patienten mit seltenen Krankheiten sind zahlreich**

## Meinen Dank an:

Ärztliche Zentrum für Qualität in der Medizin (ÄZQ) sowie an die Rheuma- und Schmerzambulanz der Abteilung Innere Medizin II (Universitätsklinik Heidelberg) Rheuma & Schmerzambulanz. Zentrum für Psychosoziale Medizin. Die Rheuma- und Schmerzambulanz der Abteilung Innere Medizin II behandelt alle entzündlichen und nichtentzündlichen Erkrankungen aus dem rheumatischen Formenkreis.

# Heinz Duthel

# Fibromyalgie

„Fibromyalgie Syndrom: Definition, Pathophysiologie, Diagnostik und Therapie"

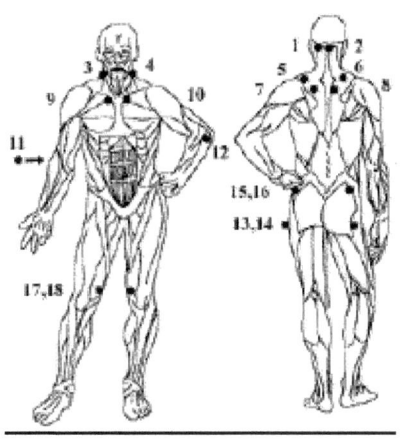

*Bibliografische Information der Deutschen Nationalbibliothek:*
*Die Deutsche Nationalbibliothek verzeichnet diese Publikation in der Deutschen Nationalbibliografie; detaillierte bibliografische Daten sind im Internet über http://dnb.dnb.de abrufbar.*

© *2016 Heinz Duthel*

*Illustration:* **Heinz Duthel**
*Lektor:* **Dr. med. Johann, Bregmastre, Heidelberg**
*weitere Mitwirkende:* **Universitätsklinik Heidelberg**

*Herstellung und Verlag: BoD – Books on Demand, Norderstedt*

*ISBN:* **9783741293474**

**Inhaltsverzeichnis**

Amitriptylin
Angst
Antidepressivum
Antiemetikum
Antikonvulsivum
Anästhesie (Sensibilitätsstörung)
Aphasie
Arteriole
Blindheit
Blutkreislauf
Blutsenkungsreaktion
Chronisches Schmerzsyndrom
Depression
Diagnose
Duloxetin
Dysphonie
Dyspnoe
Dysurie
Enthesiopathie
Epstein-Barr-Virus
Fango
Fatigue
Fluoxetin
Gabapentin
Globussyndrom
Halswirbelsäule
Hyperhidrose
Hypermobilitätssyndrom
Hypnotherapie
Hypochondrie
Imagination
Immunsystem
Impotenz
Infektionskrankheit
Konzentrationsstörung

Krampf
Kreatives Schreiben
Kryotherapie
Liquor cerebrospinalis
Menstruationsbeschwerden
Menstruationszyklus
Milnacipran
Mirtazapin
Moclobemid
Multiple Sklerose
Müdigkeit
Neurotransmitter
Nichtsteroidales Antirheumatikum
Paroxetin
Pregabalin
Reiz
Reizdarmsyndrom
Rheumatoide Arthritis
Rohkost
Schlafmedizin
Schlafstörung
Schweiß
Sertralin
Stimmung (Psychologie)
Stressmanagement
Tinnitus
Tropisetron
Veganismus
Venlafaxin
Venole
Verhaltenstherapie
Wärmetherapie
Zahnschmerzen
Ätiologie
Ödem
Überaktive Blase

## Was ist Fibromyalgie?

Das Fibromyalgie-Syndrom ist eine häufige, meist chronisch verlaufende Schmerzerkrankung, die den ganzen Bewegungsapparat betreffen kann. 1-3% der Bevölkerung ist davon betroffen, zu 90% Frauen. Gelegentlich wird es auch als generalisierter Weichteilrheumatismus bezeichnet.

Im Gegensatz zu manchen anderen rheumatischen Erkrankungen hat das Fibromyalgie-Syndrom einen günstigen Verlauf, weil Gelenke und Muskeln nicht geschädigt werden.

Durch welche Symptome macht sich die Erkrankung bemerkbar?

Als Betroffener hat man seit längerer Zeit Schmerzen am Bewegungsapparat (Arme, Beine und Rücken), in den Gelenken oder in der Muskulatur. Die Schmerzen können sich wie ein "Muskelkater" oder wie die typischen Gliederschmerzen bei einem grippalen Infekt anfühlen. Ganz besonders ausgeprägt sind die Schmerzen an den Sehnen-Muskel-Übergängen. Bei der körperlichen Untersuchung haben wir auf einige dieser Sehnen-Muskel-Übergänge gedrückt, und Sie waren dort besonders schmerzempfindlich. Die Punkte heißen deshalb auf Englisch "Tenderpoints."

Hängen meine anderen Beschwerden auch mit der Erkrankung zusammen?

Die Krankheit geht mit einigen typischen Begleitsymptomen einher, die bei jedem Patienten etwas anders ausfallen können und nicht alle auftreten müssen.

Möglich sind:

Schlafstörungen (schlechtes Ein- und Durchschlafen; das Gefühl, am Morgen nicht erholt zu sein; Albträume) 90%
Müdigkeit, Abgeschlagenheit, verminderte Leistungsfähigkeit 80%
Depressive Stimmung, Niedergeschlagenheit, Reizbarkeit 50%
Kopfschmerzen oder auch Migräne 40%
Schwellungsgefühl in den Händen und Füßen 25%
Kribbeln und Taubwerden der Hände und Füße 25%
Magen-Darm-Probleme, Übelkeit 30%
Reizblase, häufiges Wasserlassen 30%
Trockener Mund, trockene Augen
Funktionelle Herzbeschwerden, Schmerzen der Brustwand
Beschwerden beim Atmen
Kloßgefühl im Hals
Kalte Hände und Füße, Durchblutungsstörungen
Wetterfühligkeit
Kälteempfindlichkeit
Schwindel
Ohrgeräusche

Gibt es auch Labor- und Röntgenveränderungen bei der Fibromyalgie?

Es gibt keine Laboruntersuchungen oder apparative Untersuchungen, welche die Diagnose eindeutig beweisen können. Im Röntgenbild sieht man meistens wenig, vielleicht erkennt man einen leichten Verschleiß. Auch die Blutwerte und vor allem die speziellen Rheumawerte sind meist unauffällig.
Trotzdem sollten diese Untersuchungen einmal bei Ihnen durchgeführt worden sein. Sie dienen der Abgrenzung gegenüber anderen rheumatischer Erkrankungen, die sich durch ähnliche Be-

schwerden äußern könnten (z.B. Rheumatoide Arthritis, Arthrose, Kollagenosen und Vaskulitiden).

Es gibt jedoch einige sehr aufwendige und invasive Untersuchungen, bei denen man Veränderungen z.B. in der Rückenmarksflüssigkeit nachweisen kann. So ist dort der Botenstoff "Substanz P" erhöht und ein weiterer Botenstoff "Serotonin" erniedrigt. Diese Veränderungen sind allerdings nicht beweisend, weil sie auch bei anderen Erkrankungen vorkommen können. Außerdem gehören Nervenwasseruntersuchungen nicht gerade zur Routinediagnostik, die man jedem Patienten zumuten könnte.

Einige weitere Auffälligkeiten, die sich auch messen lassen, wurden gefunden: So ist bei Patienten mit einer Fibromyalgie die Schmerzschwelle niedriger als bei Gesunden. Wenn Ihnen ein Tennisball auf den Fuß fällt, fühlt sich das für Sie vielleicht eher an wie eine Bleikugel. Und nicht nur die Schmerzschwelle ist niedriger, sondern auch eine größere Geräuschempfindlichkeit, Lichtempfindlichkeit und Kälteempfindlichkeit konnte wissenschaftlich nachgewiesen werden.

Wie wird die Diagnose gestellt?

Die Diagnose Fibromyalgie-Syndrom wird anhand einer körperlichen Untersuchung und Ihrer typischen Krankengeschichte gestellt. Seit 1990 sind die Diagnosekriterien vom American College of Rheumatology festgeschrieben worden. Gefordert werden:

Schmerzen im Bewegungsapparat seit mindestens drei Monaten ohne andere offensichtliche Ursache.

Die Schmerzen betreffen das "Achsenskelett", die obere und die untere Körperhälfte, die rechte und die linke Seite des Körpers.

Ein primäres Fibromyalgie-Syndrom liegt vor, wenn Sie keine weitere rheumatische Erkrankung haben. Von einem sekundären Fibromyalgie-Syndrom spricht man, wenn bei Ihnen zusätzlich eine entzündliche rheumatische Erkrankung vorliegt, was aber eher selten der Fall ist.

Wie ist der Verlauf der Erkrankung?

Meistens ist der Beginn der Erkrankung schleichend. Fibromyalgie-Patienten berichten oft, dass zu Beginn ihrer Beschwerden zunächst Schmerzen in einem eng umschriebenen Bereich vorlagen (z.b. Kreuzschmerzen, Tennisellbogen, Bandscheibenvorfall, etc.). Im Laufe der Zeit, meist über Jahre, weiten sich die Schmerzen dann immer weiter aus und können zum Teil den ganzen Körper betreffen.

Nur in seltenen Fällen beginnt die Erkrankung plötzlich mit Schmerzen überall, z.b. nach einem Virusinfekt oder nach einem Unfall.

Die Fibromyalgie verläuft oft chronisch, meistens über mehrere Jahre. Viele Patienten haben eine jahrelange Odyssee von Arzt zu Arzt hinter sich, bevor dann endlich die Diagnose Fibromyalgie gestellt wird - (im Durchschnitt erst nach sechs Jahren).

An dieser Stelle sollte betont werden, dass es sich trotz des chronischen Verlaufs nicht um eine den Körper verändernde Erkrankung handelt. Die Schmerzen mögen lästig und häufig auch quälend sein, aber sie sind ungefährlich. Gelenke und Muskeln gehen dabei nicht kaputt. Sie werden durch die Fibromyalgie niemals einen Rollstuhl benötigen. Auch die Lebenserwartung von Fibromyalgie Patienten ist völlig normal.

Da Sie die Erkrankung eventuell jedoch über Jahre begleiten kann, möchten wir Ihnen zu einem besseren Umgang mit ihr verhelfen.

# Wie entsteht das Fibromyalgie-Syndrom?

Eine allgemein akzeptierte Theorie zur Entstehung der Fibromyalgie gibt es noch nicht. Es lassen sich jedoch einige Veränderungen auf körperlicher Ebene und im Befinden nachweisen. Es ist aber noch unklar, ob diese Veränderungen die Ursache der Erkrankung sein könnten oder erst als Folge der Erkrankung entstehen.

Folgende Theorien werden zurzeit diskutiert, wobei sie sich gegenseitig nicht ausschließen müssen, sondern es durchaus mehrere Faktoren gleichzeitig geben kann, die ein Entstehen der Erkrankung begünstigen.

Genetische Veranlagung

Es gibt eine familiäre Häufung der Erkrankung. Häufig leiden andere weibliche Familienangehörige von Fibromyalgie-Patientinnen ebenfalls an dieser Erkrankung. Erstaunlicherweise trifft dies auch für nicht blutsverwandte Familienmitglieder zu.

Neurotransmitterveränderungen

Einige Botenstoffe im Nervensystem (Neurotransmitter) liegen in veränderten Konzentrationen vor. Neurotransmitter sind wichtig für die Weiterleitung eines Reizes vom Entstehungsort über periphere Nerven und das Rückenmark ins Gehirn. Auf dem Weg vom Entstehungsort zum Gehirn kann der Reiz durch verschiedene Mechanismen im Rückenmark verstärkt oder abgeschwächt werden.
Bei Fibromyalgie-Patienten wurden erhöhte Werte der schmerzverstärkend wirkenden "Substanz P" und erniedrigte Werte des schmerzdämpfenden "Serotonins" in der Rückenmarkflüssigkeit

gefunden. Dies würde die erniedrigte Schmerzschwelle bei der Erkrankung erklären.

Schmerzverarbeitungsstörung
Chronische Schmerzen können sich gewissermaßen als Spuren in das Gehirn einprägen. Die Schmerzempfindung ist dann erlernt und hat zu strukturellen Veränderungen im Gehirn geführt. Dies kann dazu führen, dass das Gehirn auch später sensibler gegenüber solchen Schmerzreizen ist. Auch somit kann erklärt werden, warum die Schmerzschwelle bei Fibromyalgie-Patienten nachweislich niedriger ist als bei Gesunden.

Hormonelle Veränderungen

Einige Hormone können in veränderten Konzentrationen vorliegen. Diese Hormonveränderungen findet man aber auch bei Menschen mit chronischem Stress. Das führte zu der Frage, ob Patienten mit einer Fibromyalgie schon vorher an chronischem Stress leiden und ob dieser ein Entstehen der Erkrankung begünstigt, oder ob der Stress erst durch die Erkrankung selbst entsteht.

Ursachen in der Lebensgeschichte der Patienten

Da Körper und Seele eine Einheit bilden und sich zum Beispiel Spannungen und Überlastungen (auch solche aus der Vergangenheit) in körperlichen Schmerzen ausdrücken können, liegen manchen Schmerzerkrankungen auch psychische Ursachen zugrunde. Daher ist zum Teil organisch kein ausreichender Befund festzustellen. Dies möchten wir an einem Beispielerklären:
Patienten berichten manchmal, dass sie von Kindesbeinen an schwer körperlich arbeiten mussten. Diese frühe Be-, und oft auch Überlastung, hat sich dann häufig in der Lebensgeschichte fortgesetzt und dazu geführt, dass man sich nicht ausreichend um seine eigenen Bedürfnisse hat kümmern können. Schmerzen ent-

stehen dann als Folge dieses Ungleichgewichtes und können als eine Art Signal verstanden werden, dass etwas sozusagen im Untergrund im Argen liegt, auch wenn man es nicht immer bewusst so erlebt und zum Teil auch schon "abgehakt" glaubt. Es ist sehr wichtig, sich auch diesen Themen in ausreichendem Maße zu widmen und Aspekte der eignen Lebensgeschichte zusammen mit dem Arzt im Hinblick auf Ihre Symptome besser zu verstehen.

Auch bei der Aufrechterhaltung chronischer Schmerzen können psychosoziale Faktoren eine Rolle spielen. Dies sind z.b. eine ständige Überlastung, Mangel an Erholungsphasen, zu hohe Erwartungen an sich selbst.

Und nicht zuletzt können schwierige Lebenssituationen eine Rolle bei der Aufrechterhaltung der Schmerzen spielen, wie z.B. Zukunftsängste, Angst um den Arbeitsplatz oder finanzielle Unsicherheit, Überlastung durch die Pflege eines kranken Familienangehörigen, Verlust von nahestehenden Mitmenschen.

Wie wird das Fibromyalgie-Syndrom behandelt?

Wir arbeiten mit einem multimodalen Behandlungskonzept, d.h. wir behandeln die Erkrankung gleichzeitig von mehreren Seiten. Ein Medikament alleine, das Ihnen alle Ihre Beschwerden nimmt, gibt es (noch) nicht.

Sie sollten nach dem Lesen dieses Abschnitts für sich selbst entscheiden, welche der verschiedenen Behandlungsansätze für Sie in Frage kommen und wie Sie diese konkret umsetzen können und wollen.

Meist ist es schwierig, von allen Seiten gleichzeitig etwas verändern zu wollen. Insofern ist es völlig in Ordnung, wenn Sie sich zunächst nur für ein oder zwei der verschiedenen vorgestellten Maßnahmen entscheiden. In diese sollten Sie dann aber möglichst viel Ihrer Energie stecken, um eine Verbesserung Ihres Befindens zu erreichen.

Die Bausteine der multimodalen Behandlung sind:
- Bewegungstherapie und physikalische Maßnahmen
- medikamentöse Therapie
- Entspannungsverfahren
- ambulante integrierte Gruppentherapie
- Psychotherapie

Bewegungstherapie:

Vielleicht haben Sie selbst schon die Erfahrung gemacht, dass sich Gymnastik und Bewegung langfristig gesehen positiv auf Ihre Schmerzen auswirken. Bewegung hält die Muskeln und Bänder geschmeidig und wirkt einer durch Schonhaltung begünstigten Bänderverkürzung entgegen. Langfristig gesehen führt regelmäßige Bewegung zu einer Schmerzreduktion, weil Ihr Bewegungsapparat durch das regelmäßige Training in einen besseren Funktionszustand versetzt wird.
Wichtig ist deshalb eine regelmäßige Krankengymnastik, die der Lockerung und Kräftigung der Sehnen und Muskeln dient. Am effektivsten ist die Gymnastik, wenn Sie sie nicht nur einmal wöchentlich in der Praxis ihrer Krankengymnastin durchführen, sondern täglich zu Hause ein paar Minuten üben. Wir wissen, dass dies nicht ganz leicht ist und eine hohe Motivation von Ihnen fordert, aber dies ist bislang der effektivste Weg, Ihre Schmerzen zu reduzieren. Es kommt hierbei nicht auf Höchstleistungen sondern eher auf die Regelmäßigkeit an. Fünf Minuten täglich sind besser als einmal eine Stunde pro Woche.
Außerdem haben sich gewisse Sportarten als besonders geeignet für Fibromyalgie Patienten erwiesen: Dazu gehören Schwimmen und Aquajogging, Radfahren, Walken (zügiges Spazierengehen) und Tanzen.
Diesen Sportarten ist gemeinsam, das sie gelenkschonend sind und als "Gesundheitssportarten" gelten.

Vermeiden sollten Sie möglichst alle Sportarten, die mit ruckartigen Bewegungen oder großer Kraftanstrengung einhergehen: Kraftsport und Gewichtheben, Squash, Tennis.

Physikalische Maßnahmen:

Hier gilt das Prinzip: Alles ist erlaubt, was Ihnen gut tut. Von vielen Patienten werden leichte Massagen, Lymphdrainage und vor allem Wärmeanwendungen als wohltuend und lindernd empfunden. Wenn dies bei Ihnen auch der Fall ist, sollten Sie diese Verfahren gezielt einsetzen.
Wärme können Sie sich auf viele Arten zuführen: Warme Entspannungsbäder, warme Duschen, Wärmflasche, Heizdecke, Kirschkernkissen, Rotlicht, Sauna, Heizluft, Fango, Thermalbadbesuche, etc.

Vielleicht denken Sie jetzt: Das hilft mir zwar, aber alles nur für eine kurze Zeit. Es kann jedoch hilfreich sein, bei akuten Schüben ein Mittel an der Hand zu haben, das die Schmerzen auch kurzfristig lindert. Außerdem können bei regelmäßiger konsequenter Anwendung auch diese Maßnahmen dazu beitragen, dass Ihr durchschnittlicher Schmerzwert langfristig sinkt.
Von einem kleinen Teil der Patienten wird eher Kälte als wohltuend empfunden. Falls Sie zu dieser Gruppe gehören, so sollten sie sich ebenfalls gezielt Kälte zuführen, z.B. durch auflegen von Coolpacks, durch Eisabreibungen oder ähnliches.

Entspannungsverfahren:

Aus vielen Untersuchungen wissen wir, dass chronische Schmerzen reaktiv zu einer stärkeren Anspannung der Muskulatur führen. Dies führt dann wiederum zu einer Schmerzzunahme, und so kann ein nur schwer zu durchbrechender Teufelskreis entstehen,

indem sich Anspannung und Schmerz gegenseitig immer weiter hochregulieren.
Durchbrochen werden kann dieser Kreislauf, wenn Sie es erreichen, sich ganz bewusst und gezielt zu entspannen. Da dies kaum jemand auf Kommando kann, wurden bestimmte Verfahren entwickelt, mit denen man sich gezielt zu entspannen lernt. Die bekanntesten Methoden sind das Autogene Training und die Progressive Muskelentspannung nach Jakobson. Alternativverfahren mit ebenfalls entspannendem Effekt können Feldenkrais, Yoga, Tai Chi, Chi Gong etc. sein.

Zum Glück gibt es eine ganze Reihe von Methoden zur Auswahl, da nicht jeder mit allen Methoden gleich gut zurechtkommt. Vielleicht haben Sie schon eine dieser Methoden in einer Kurmaßnahme kennengelernt. Falls dem nicht so sein sollte, so können Sie sich bei Ihrer Volkshochschule erkundigen, dort werden immer wieder Kurse zu Entspannungsverfahren angeboten. Wenn Sie eine solche Methode erlernen und regelmäßig im Alltag einsetzen, so wird sich dadurch ein positiver Effekt auf Ihre Schmerzen einstellen.

Medikamentöse Behandlung:

Auch Medikamente werden bei der Behandlung des Fibromyalgie-Syndroms eingesetzt. Hierbei sollten Sie jedoch wissen, dass diese Medikamente nur einen unterstützenden Wert haben und bei weitem nicht die vorher erwähnten, noch wesentlich wichtigeren aktiven Maßnahmen ersetzen können. Ein Medikament, das die Fibromyalgie heilen oder völlig aufheben könnte, gibt es bislang leider nicht.
Zwei Kategorien von Medikamenten kommen hauptsächlich zum Einsatz: Schlafverbessernde Mittel und Schmerzmittel:

Schmerzmittel:
Diese sollten möglichst nur sparsam zum Einsatz kommen, z.B. wenn Sie einen starken Schub ihrer Erkrankung durchmachen, besser nicht täglich. Schmerzmittel können die Schmerzen nicht völlig beseitigen, können aber häufig zu Nebenwirkungen wie Magenbeschwerden führen.
Geeignet sind Schmerzmittel mit wenigen Nebenwirkungen, z.b. Paracetamol oder Novalgin. In seltenen Fällen können auch Tramaltropfen notwendig werden.
Vermeiden sollten Sie die Einnahme von antientzündlichen Schmerzmitteln (den sogenannten NSARs = nicht steroidale Antirheumatica), z.b. Aspirin, Voltaren (Diclofenac), Ibuprofen. Da bei der Fibromyalgie keine Entzündung vorliegt, sind diese Schmerzmittel nicht notwendig oder sinnvoll.

Schlafverbessernde Medikamente (z. B. Amitriptylin, Saroten, Novoprotect, etc.):

Diese Medikamente werden hauptsächlich zur Schlafverbesserung beim Fibromyalgiesyndrom eingesetzt. In großen Studien konnte gezeigt werden, dass sie bei etwa der Hälfte aller Fibromyalgiepatienten einen positiven Effekt haben.

Amitriptylin ist in einer hohen Dosierung (100 - 150 mg) ein Antidepressivum (ein Medikament gegen Depressionen). Bei der Behandlung der Fibromyalgie wird es jedoch in erheblich geringeren Dosen (5 - 25 mg) eingesetzt und wirkt dann nur noch schlafanstoßend und entspannend, nicht mehr gegen Depressionen. Zusätzlich scheint es jedoch auch einen davon unabhängigen positiven Effekt auf die Schmerzen zu haben, obwohl es kein ausgesprochenes Schmerzmittel ist.
Außerdem gehen wir davon aus, dass das Medikament direkt auf die Ursache der Schmerzen wirkt. Wie wir Ihnen weiter oben erklärt haben, liegt zum Teil beim Fibromyalgie-Syndrom im

Zentralnervensystem eine verminderte Konzentration des Botenstoffes Serotonin vor. Amitriptylin erhöht die Konzentration dieses Stoffes im Gehirn wieder. So erklärt man sich die positiven Effekte auch auf einige andere Beschwerden beim Fibromyalgie-Syndrom.

Wenn Sie sich zur Einnahme dieses Mittels entschließen, sollten Sie einiges dazu beachten. Amitriptylin ist eines der wenigen Schlafmittel, die nicht abhängig machen. Sie können das Medikament also bedenkenlos einnehmen und auch jederzeit wieder absetzen, wenn es Ihnen nicht hilft. Um die Wirksamkeit des Medikaments bei Ihnen zu überprüfen, sollten Sie es jedoch mindestens für zwei Wochen regelmäßig vor dem Zubettgehen einnehmen, denn erst nach ca. zwei Wochen entfaltet es seine beste Wirkung.

Auch über Nebenwirkungen sollten Sie ausreichend informiert sein.

Die häufigste Nebenwirkung ist Mundtrockenheit, die fast bei jedem damit behandelten Patienten auftritt. Diese wird im Laufe der Behandlung aber geringer und bildet sich sofort wieder zurück, sobald das Medikament abgesetzt wird. Seltener kann es zu einer Gewichtszunahme oder zu verstärkter Müdigkeit kommen.

Wenn Amitriptylin bei Ihnen gut wirkt, dann können Sie es bedenkenlos auch über einen sehr langen Zeitraum einnehmen.

Ambulante integrierte Gruppentherapie:
Aus mehrjähriger Erfahrung und intensiver Forschung wissen wir, dass eine ambulante Behandlung, die sowohl medizinische und bewegungsbezogene als auch psychische Bestandteile der Fibromyalgie berücksichtigt, zu einer Befindens Besserung beitragen kann. Die Fibromyalgie-Gruppe wird von der Rheuma-

und Schmerzambulanz der Abteilung Innere Medizin II der Medizinischen Universitätsklinik Heidelberg durchgeführt. An den Gruppen nehmen jeweils 8 - 10 Fibromyalgie-Patienten teil, die sich über einen Zeitraum von 10 Wochen jeweils donnerstags abends (18 - 19.30 Uhr) immer in der gleichen Zusammensetzung treffen.

Worum geht es in der Gruppe?

Sämtliche Gruppensitzungen werden von einer Ärztin und einer Feldenkrais-Bewegungstherapeutin durchgeführt. Entsprechend gliedert sich jede Sitzung zu etwa der Hälfte der Zeit in eine Gesprächsrunde und in einen bewegungstherapeutischen Teil.
Wichtige inhaltliche Schwerpunkte der Gruppen bilden die gegenseitige Informationsvermittlung und Erfahrungsaustausch, Reflexion der individuellen Krankheitsgeschichten, des Umgangs mit den Schmerzen und eigenen Veränderungsmöglichkeiten.
Im bewegungstherapeutischen Teil der Gruppe werden Sie die Feldenkrais-Methode kennenlernen. Bei dieser Methode wird mit vielfältigen Bewegungen experimentiert, um Ihre bewusste Wahrnehmung zu schulen. Ziel ist unter anderem auch das Erkennen von Funktionszusammenhängen, um vorhandene Fähigkeiten besser zu nutzen und bisher ungenutzte Möglichkeiten zu entdecken, um das Bewegungsrepertoire zu erweitern.

Psychotherapie:

Es mag Ihnen zunächst befremdlich vorkommen, im Zusammenhang mit Ihrer Erkrankung an Psychotherapie zu denken, leiden Sie doch vor allem unter Schmerzen. Dennoch möchten wir an dieser Stelle erläutern, warum eine Psychotherapie gegebenenfalls sehr hilfreich sein kann:
Hinsichtlich einer Psychotherapie sind zwei Ziele wichtig. Einerseits ist es für die meisten Patienten nützlich, in ihrer aktuellen

Lebenssituation auf Belastungen, Überlastungen, Spannungen und Stress zu achten und mit Hilfe des Therapeuten zu lernen, ganz bewusst dagegen zusteuern. Andererseits kann es, wie oben schon erwähnt, für die Patienten außerordentlich hilfreich sein, die eigene Lebensgeschichte im Rahmen einer Therapie aufzuarbeiten, um auch den psychischen Anteil an der Entstehung oder Aufrechterhaltung der Erkrankung zu erkennen und damit die Verbesserungschancen zu optimieren.

Wenn sich keine andere körperliche Ursache für ihre Beschwerden hat finden lassen, dann sind die Beschwerden durchaus im Zusammenhang mit dem Fibromyalgie-Syndrom zu sehen

Fibromyalgie wird in der Regel diagnostiziert, wenn eine Person für einen Zeitraum von mehr als drei Monaten an chronischen Schmerzen leidet, diese Person 11 der 18 Tender Punkte am Rücken als schmerzhaft angibt und die Person an assoziierten Symptomen leidet wie etwa schwere Müdigkeit, Depression, Schlafprobleme, Gewichtszunahme, schlechter Erinnerungsfähigkeit und Konzentrationsschwierigkeiten, Kribbeln oder Schwäche in den Muskeln und bei Frauen auch Menstruationsbeschwerden oder Beschwerden bei der Menopause.

Wenn keine andere Krankheit diagnostiziert wird, die diese Symptome besitzen, führt dies meistens zur Diagnose der Fibromyalgie. Doch was hilft gegen Schmerzen?

Die gängige Praxis für die meisten Ärzte ist es Medikamente zur Schmerzlinderung zu verschreiben. Medikamente wie Entzündungshemmer, Antidepressiva, Muskelrelaxantien, Schmerzmittel, oder Schlaftabletten werden oft miteinander kombiniert. Diese Medikamente sind nicht nur ungeeignet, die Ursachen der Fibromyalgie zu behandeln, sondern haben auch negative Nebeneffekte, die die Situation langfristig sogar noch verschlimmern können.

## Fibromyalgie: Ursachen

Der gemeinsame Nenner aller Patienten mit Fibromyalgie-Symptomen ist ein ungewöhnlich langsamer Stoffwechsel. Die meisten Patienten leiden entweder unter Hypothyreose oder Insensibilität gegenüber Schilddrüsenhormonen. Hier lässt sich auch der Ursprung der Krankheit finden.

Selbst wenn Blutabnahmen keine Probleme der Schilddrüse zeigen, bedeutet dies nicht, dass das Problem wo anders liegen muss. Tatsächlich dauert es einige Jahre bis sich so ein Problem im Blutbefund widerspiegelt. In manchen Fällen schlägt sich das Ungleichgewicht der Schilddrüse niemals im Blut nieder.

Der langsame Stoffwechsel kann sich in mehrfacher Hinsicht manifestieren, wie etwa mit Gewichtszunahme, Verstopfung, einer ungewöhnlich niedrigen Körpertemperatur... Der träge Stoffwechsel weist auf ein verlangsamtes Lymphsystem hin, was zeigt, dass der Körper sich nicht mehr rasch genug von Giftstoffen reinigen kann, die sich im Gewebe ansammeln und chronische Entzündungen auslösen können.

Eine effektive Behandlung der Fibromyalgie setzt sich zusammen aus einer ausgewogenen Ernährung, Nahrungsergänzung, ausreichender Bewegung (siehe auch Rückenschmerzen Übungen) und entweder der substituiven Einnahme von Schilddrüsenhormonen oder der Stimulation und Regulation der Schilddrüsenfunktionen zur Produktion von Schilddrüsenhormonen. Die letzte Option ist bei weitem die beste, weil sich gezeigt hat, dass die Einnahme von Schilddrüsenhormonen nicht die gleiche Wirkung erzielt.

Die Krankheits-Bezeichnung Fibromyalgie ist eine dreiteilige Zusammensetzung aus dem lateinischen Wort fibra ‚Faser' und den griechischen Wörtern mys ‚Muskel' und álgos ‚Schmerz'. Die veraltete Bezeichnung lautet Generalisierte Tendomyopathie, abgekürzt GTM. Die Fibromyalgie ist eine chronische und häufig therapieresistente Erkrankung. Sie ist durch weit verbreitete Schmerzen mit wechselnder Lokalisation in der Muskulatur, um die Gelenke und im Bereich des Rückens, auch Druckschmerzempfindlichkeit (dazu weiteres unter Diagnose) sowie Begleitsymptome wie Müdigkeit, Schlafstörungen, Morgensteifigkeit, Konzentrations- und Antriebsschwäche, Wetterfühligkeit, Schwellungsgefühl an Händen, Füßen und Gesicht und viele weitere Beschwerden gekennzeichnet. Fibromyalgie ist nicht mit dem Begriff „Weichteilrheumatismus" gleichzusetzen. Sie ist jedoch eine der Krankheiten, die unter diesen Sammelbegriff fallen. Eine wichtige Differentialdiagnose ist jedoch die Rheumatoide Arthritis.

Symptome

In der von der Deutschen Interdisziplinären Vereinigung für Schmerztherapie (DIVS) koordinierten Leitlinie wird zwischen zur Diagnose erforderlichen Hauptsymptomen und häufig vorliegenden Nebensymptomen unterschieden (siehe auch Abschnitt Fibromyalgie: Leitlinie).

Hauptsymptome: chronische Schmerzen in verschiedenen Körperregionen, andauernde Müdigkeit (allgemeine Schwäche, Konzentrationsstörungen) bis hin zur Erschöpfung (Fatigue) sowie Schlafstörungen. Von den Schmerzen besonders betroffen sind Rücken, Nacken und Brustkorb sowie die Gelenke in den Armen und Beinen, auch Kopfschmerzen bis hin zur Migräne kommen vor. Die Symptome sollten über einen Zeitraum von mindestens drei Monaten aufgetreten sein.

Nebensymptome: Zu den häufig vorzufindenden Begleitsymptomen gehören Schwellungsgefühle in den Händen, Füßen oder dem Gesicht, Morgensteifigkeit, Reiz Darm, Reizmagen, Kopfschmerzen, Trockenheit bzw. Überempfindlichkeit der Schleimhäute sowie vermehrte Ängstlichkeit und Depressivität.

Während für einige Fibromyalgiepatienten vor allem die Schmerzen im Vordergrund stehen, klagen andere hauptsächlich über Müdigkeit, Verspannungen, Konzentrationsstörungen und unnatürlich lange Erholungsphasen nach körperlichen, geistigen oder emotionalen Belastungen. Wissenschaftlich nachgewiesen wurden eine erhöhte Geräusch-, Licht- und Kälteempfindlichkeit.

Bei jedem Patienten können unter Umständen ferner diverse vegetative Beschwerden auftreten, beispielsweise Herzrhythmusstörungen bis hin zu Herzanfällen, starke Schwindelanfälle, empfindliche Haut (überschießende Reaktionen bei Berührung durch nahestehende Personen), Hautexantheme, entzündliches Gefühl im ganzen Körper, Schmerzen in den Nieren, vermehrte Venenzeichen, Haarausfall, Atembeschwerden, diffuse Schmerzen im Brustbereich in Verbindung mit Atemnot, Infektanfälligkeit, leicht erhöhte Temperatur, leicht erhöhte Blutsenkung, vereinzelt wenige Banden im Liquor (Nervenwasser), was aber noch nicht als pathologisch gilt, Taubheitsgefühle, nervöse Extremitäten (restless legs), Krämpfe in der Beinmuskulatur, Händezittern, Reizblase, Reiz Darm, Periodenschmerzen, Nachlassen des sexuellen Interesses, Impotenz, Heiserkeit, Schluckbeschwerden, Kloßgefühl im Hals, Zahnschmerzen, Schmerzen in der Kaumuskulatur, Störungen des Gehörsinns, Blindheit, Tinnitus (Ohrgeräusche), Neigung zu vermehrter Schweißbildung, Wassereinlagerungen, Reizbarkeit, Stimmungsschwankungen, Wortfindungsstörungen, Schmerzen im Wirbelsäulenbereich, wechselnde Schmerzbereiche z. B. an einem Tag rechte Hand und linker Fuß, am folgenden Tag linker Arm und rechtes Bein. Depressionen und Erschöpfungszustände sowie Müdigkeit, Mattigkeit, Muskel- und Gelenkschmerzen am ganzen Körper können ebenfalls mit der Erkrankung einhergehen.

Organ- und Gewebeschäden sind bisher nicht nachweisbar, obwohl massive Störungen in der Funktion der inneren Organe auftreten können, insbesondere zu Beginn der Erkrankung. Die Fibromyalgie kann plötzlich ausbrechen, z. B. nach einer grippeähnlichen Erkrankung, schleichend einsetzen, z. B. bedingt durch Burnout, durch übermäßige körperliche Anstrengung über Jahre, Überreizung des Nervensystems.

Krankheitsverlauf

Der Erkrankungsbeginn ist häufig schleichend und unauffällig. Am Anfang stehen meistens unspezifische Befunde wie Abgeschlagenheit, Schlafstörungen oder Magen-Darm-Beschwerden. Später kommen Schmerzen im Bereich der Lenden- oder – etwas seltener – der Halswirbelsäule hinzu. Erst danach entwickeln sich die typischen Schmerzen in Armen und Beinen sowie weitere begleitende Symptome und Beschwerden. In der Regel verschlimmert sich die Krankheit nicht kontinuierlich. Heftige Schmerzattacken werden von schmerzfreien Intervallen abgelöst. Kälte, Nässe oder äußere Belastungen, auch starke Sonneneinstrahlung, können zur Verschlimmerung führen. Bis sich das Vollbild der Erkrankung herausgebildet hat, dauert es durchschnittlich sieben bis acht Jahre. Die einzelnen Schübe und akuten Phasen folgen keinem bestimmten Muster und sind deshalb nur schwer vorherzusehen, jedoch treten sie besonders häufig nach akuten Infektionskrankheiten auf (Grippe, Lungenentzündung, Lyme-Borreliose o.ä.). Stress ist jedoch ebenfalls ein ernstzunehmender Faktor. Viele Betroffene klagen über vermehrte Symptome (körperlich sowie psychisch), nachdem sie Stress hatten. Hierbei ist es egal, ob es „positiver Stress" oder „negativer Stress" ist. Aus diesem Grund ist auch Stabilität für Betroffene äußerst wichtig.

Zu einer krankheitsbedingten Zerstörung der Knochen – wie etwa bei einer rheumatoiden Arthritis – kommt es durch die Fibromyalgie selbst in der Regel nicht, jedoch kann die teilweise massive Bewegungseinschränkung zu Kapselschrumpfungen und anderen irreparablen Folgen im Gelenkapparat führen. Dies ist allerdings selten.

Die Diagnose einer Fibromyalgie gestaltet sich recht schwierig, da sowohl Röntgenbilder als auch Laborwerte keinen eindeutigen

Aufschluss geben. Eine Diagnose kann somit letztlich nicht immer sichergestellt werden. Meist werden „tender points" (engl. etwa: empfindliche Stellen) zu Hilfe genommen (ACR [American College of Rheumatology]- Klassifikationskriterien 1990). Besteht bei 11 oder mehr von 18 „tender points" eine erhöhte Druckschmerzhaftigkeit, so liegt der Verdacht auf Fibromyalgie nahe. Diese Diagnosepunkte liegen zumeist gelenknah an den Sehnen-Muskel-Ansätzen.

Oft wird die Diagnose erst nach acht bis zehn Jahren gestellt, so dass es bereits zum Vollbild der Erkrankung gekommen ist, bevor der Patient angemessen therapiert wird. Weil für die meisten Patienten bis zur abschließenden Diagnose eine relativ lange Zeit vergeht, haben fast alle Betroffenen eine regelrechte Ärzte-Odyssee hinter sich. Da einige Betroffene in dieser Zeit als Hypochonder abgestempelt werden, verschlimmern sich nicht selten Selbstzweifel und Symptome.

Diagnosekriterien:

spontane Schmerzen in der Muskulatur im Verlauf von Sehnen und Sehnenansätzen, die über mindestens drei Monate an drei verschiedenen Regionen vorhanden sind.

Druckschmerzhaftigkeit der „tender points" – siehe oben
begleitende vegetative und funktionelle Symptome (Schlafstörungen, Müdigkeit, Kopfschmerzen/Migräne, kalte Hände/Füße, trockener Mund, Hyperhidrosis (übermäßige Schweißproduktion), Kreislaufbeschwerden, Schwindel, gastrointestinale Beschwerden (Magen-, Darmbeschwerden), Globusgefühl, funktionelle Atembeschwerden, Missempfindungen („Kribbeln"), funktionelle kardiale Beschwerden, Dysurie und/oder Dysmenorrhoe)

Fibromyalgie-Patienten haben aufgrund der problematischen Diagnose oft Schwierigkeiten, als arbeitsunfähig anerkannt zu werden, was nicht selten zu großen sozialen bzw. finanziellen Schwierigkeiten führt. Die Krankheit ist nicht tödlich, kann jedoch eine massive Beeinträchtigung der Lebensqualität bewirken.

Sowohl die Ursache (Ätiologie) der Fibromyalgie als auch die Mechanismen der Krankheitsentstehung (Pathogenese) sind ungeklärt. Es besteht eine Vielfalt von Befunden, die genetische, hormonelle, neurophysiologische, psychische und weitere Faktoren betreffen. In der Zusammenschau der Befunde wird derzeit vorwiegend eine Störung schmerzverarbeitender Systeme im zentralen Nervensystem mit der Folge einer erniedrigten Schmerzschwelle diskutiert.

Hinsichtlich hormoneller und neurophysiologischer Faktoren wird beispielsweise ein Mangel des Neurotransmitters Serotonin, das in der Schmerzverarbeitung und der Regulation des Schlafes eine wichtige Rolle spielt, diskutiert. So wurden bei Patienten mit einer Fibromyalgie unter anderem im Liquor cerebrospinalis erniedrigte Spiegel an Serotonin-Stoffwechselprodukten festgestellt. Neben Serotonin wird auch die Rolle anderer Hormone und Neurotransmitter wie beispielsweise Substanz P oder das Wachstumshormon Somatotropin in der Entstehung der Fibromyalgie untersucht.

Gewebe-Studien des Unterhaut-Bindegewebes in Fibromyalgie-Patienten deuten auf eine veränderte Anzahl und Komposition der sensorischen Nervenendigungen in dieser Gewebeschicht hin. So scheint die Anzahl der freien Nervenendigungen im Allgemeinen gegenüber Normalpatienten deutlich verringert zu sein. Gleichzeitig ist eine spezielle Kategorie dieser Nervenendigungen besonders zahlreich vorhanden. Hierbei handelt es sich um solche, die mit der Regulation der Durchblutung des Unterhaut-Bindegewebes in Zusammenhang stehen und die sich in der Nähe der sogenannten arteriole-venule shunts (AVS) befinden. Diese Shunts sind kleine Gefäßverbindungen zwischen Arteriolen und Venolen und ermöglichen eine Regulation der Körpertemperatur in dieser Gewebeschicht. Es wird vermutet, dass die häufig beobachteten Störungen in der Temperatur-Empfindung von Fibromyalgie-Patienten mit dieser veränderten Innervation des Unterhaut-Bindegewebes im Zusammenhang stehen. [8][9]

Bei Patienten mit Fibromyalgie liegen überdurchschnittlich häufig psychische Störungen wie Depressivität und Ängstlichkeit vor. Es ist ungeklärt und Gegenstand der wissenschaftlichen Diskussion, inwieweit diese psychischen Störungen selber Folge der chronischen Schmerzen sind oder aber die Symptome der Fibromyalgie eine zugrundeliegende psychische Störung reflektieren. In Untersuchungen konnte bei Fibromyalgie-Patienten ein häufigeres Vorkommen von körperlicher Misshandlung und sexuellem Missbrauch in der Vorgeschichte festgestellt werden.

Studien des NIAMS (ein Bestandteil des „National Institutes of Health" - National Institute of Arthritis and Musculoskeletal and Skin Diseases) zeigen bei Fibromyalgie-Patienten einen abnorm niedrigen Cortisol-Spiegel im Urin. Im Brigham and Women's Hospital (Frauenklinik in Boston), in Massachusetts und an der University of Michigan Center in Ann Arbor untersuchten Forscher die Regulation und Funktion der Nebenniere (sie produziert Cortisol) bei Fibromyalgie-Patienten. Menschen, bei denen im Körper zu wenig Cortisol freigesetzt wird, zeigen viele der Fibromyalgie typisches Symptom. Es besteht die Hoffnung, dass diese Studien zu einem besseren Verständnis für die Fibromyalgie-Erkrankung führen und dass sich somit bald neue Behandlungsmöglichkeiten ergeben.

Obwohl die Ursachen der Fibromyalgie bis heute unbekannt sind, haben Forscher einige Theorien gewonnen und dargelegt. Einige Wissenschaftler gehen von einer primären und sekundären Fibromyalgie aus, wobei bei der primären Fibromyalgie die Ursachen weitgehend unbekannt sind. Angenommen werden u. a. eine genetische Disposition (Fibromyalgie tritt familiär gehäuft auf, Studien dazu sind in Vorbereitung), eine gestörte Schmerzverarbeitung und veränderte Schmerzwahrnehmung, hormonelle Störungen, eine Störung der Hypothalamus-Hypophysen-Nebennierenachse sowie des Wachstumshormon-Systems, Veränderungen des dopaminergen sowie des Serotoninsystems, psychische Faktoren sowie psychosozialer Stress und eventuell Veränderungen im Immunsystem. Bei der sekundären Fibromyalgie wird davon ausgegangen, dass eine andere Erkrankung vorausgegangen ist, welche die Fibromyalgie ausgelöst hat, z. B. durch eine Verletzung oder Operation, seelische oder körperliche Traumata und orthopädische Erkrankungen.

Bei der Fibromyalgie bestehen häufig psychische Symptome wie Depressionen – der Betroffene fühlt sich krank. Es ist bekannt, dass sich bei Fibromyalgie die Regelsysteme der Schmerzempfindung im Gehirn ändern. Manche Botenstoffe des Gehirns, wie etwa Serotonin, regulieren sich herunter. Dahingegen lassen sich andere, wie die Substanz P (ein bestimmter Schmerzbotenstoff, der den Schmerz an das Gehirn "meldet"), vermehrt nachweisen. Trotz dieser organischen, das heißt körperlichen Veränderungen des Gehirns ist aber immer noch nicht klar, ob das Fibromyalgiesyndrom letztendlich eine psychosomatische Erkrankung ist, bei der die Veränderungen der Botenstoffe des Gehirns erst sekundär entstehen, oder ob es sich um eine Stoffwechselerkrankung des Gehirns mit der Folge von Schmerzen und psychosomatischen Störungen handelt.

Betroffen sind – je nach Quelle – zwischen 0,6 und 4 Prozent der Bevölkerung, davon sind 85 bis 90 Prozent Frauen. Die Erkrankung beginnt im Allgemeinen gegen Ende 20, ist mit etwa Mitte 30 voll entwickelt und hat bei Frauen einen Häufigkeitshöhepunkt in und nach den Wechseljahren. Selten sind auch Kinder und Jugendliche von ihr betroffen; bei alten Menschen könnte sie fälschlicherweise unter „Altersbeschwerden" subsumiert werden.

Der Krankheitsverlauf zieht sich meistens über Jahrzehnte hin. Die Heftigkeit der Symptome und der daraus folgenden gesundheitlichen Einschränkungen ist individuell verschieden, in schweren Fällen aber lebensbestimmend bzw. stark einschränkend bis hin zur dauernden Bettlägerigkeit.

Typisch sind „Patientenkarrieren", d. h. die Betroffenen haben bis zur Diagnosestellung eine Vielzahl von Ärzten besucht und viele verschiedene, teilweise überflüssige diagnostische und/oder therapeutische Maßnahmen hinter sich. Aufgrund dieser unklaren Lage haben Betroffene, insbesondere in Ländern mit ausgebautem Sozialsystem, Schwierigkeiten, ihren Rechtsanspruch im Sozialrecht tatsächlich durchzusetzen. In der Schweiz behandelt das Bundesgericht die Fibromyalgie wie andere somatoforme Schmerzstörungen (siehe I 455/06 vom 22. Januar 2007). Es wird eine Prävalenz (Krankheitshäufigkeit) von bis zu vier Prozent der Gesamtbevölkerung angenommen

Behandlung

Die Fibromyalgie ist durch medizinische Maßnahmen nur begrenzt beeinflussbar. Grundsätzlich besteht die Gefahr des Medikamentenmissbrauchs, der Sucht sowie unabsehbarer Folgeschäden durch Dauermedikation mit diversen Schmerzmitteln.

Ein Behandlungskonzept ist heute die multimodale Schmerztherapie entsprechend den Erkenntnissen der modernen Schmerzforschung. Ziel der Maßnahmen sind hierbei die Erhaltung oder Verbesserung der Funktionsfähigkeit im Alltag und damit der Lebensqualität sowie die Minderung und/oder Linderung der Beschwerden.

Da es sich um ein lebenslang bestehendes Beschwerdebild handeln kann, werden insbesondere Behandlungsmaßnahmen empfohlen, die von Betroffenen eigenständig durchgeführt werden können (Selbstmanagement), die keine oder nur geringe Nebenwirkungen haben und deren langfristige Wirksamkeit gesichert sein sollte. So umfasst das heutige Konzept meist eine Patientenschulung, den Einsatz von Medikamenten in Verbindung mit Sport- und Funktionstraining, physikalischen Therapien sowie Psychotherapie und Entspannungsmethoden.

Medikamente

Die größte Erfahrung besteht mit dem trizyklischen Antidepressivum Amitriptylin, das zeitlich befristet zur Therapie chronischer Schmerzen im Rahmen eines Gesamttherapiekonzeptes eingesetzt werden kann. Zusätzlich oder stattdessen werden nach neuesten Erkenntnissen die Antiepileptika Pregabalin und Gabapentin[13] oder das auch gegen den neuropathischen Schmerz wirksame Antidepressivum Duloxetin verwendet.[14] Aus der Gruppe der Antidepressiva werden auch noch häufig Fluoxetin oder Paroxetin eingesetzt.[15] Weitere einzelne, aber noch nicht vollkommen gesicherte Wirkungsnachweise gibt es aus der Gruppe der Antidepressiva für Sertralin, Moclobemid, Venlafaxin, Mirtazapin und Milnacipran. Letzteres hat in den USA sogar eine Zulassung für die Indikation Fibromyalgie erhalten, allerdings keine in Europa.[16] Für den Einsatz nichtsteroidaler Antirheumatika (NSAR) liegen keine Hinweise auf eine Wirksamkeit bei Fibromyalgie vor.

Große Erwartungen richten sich derzeit an das Antiemetikum Tropisetron, welches in mehreren Studien eine Schmerzreduktion von 40 bis 50 % bei etwa 50 bis 70 % der Probanden zeigte. Die Wirkung hielt bis zu 9 Monate an, ohne dass eine dauerhafte Einnahme erfolgen musste.

Bei den Muskelrelaxantien gibt es nur Wirkungsnachweise für Cyclobenzaprin, welches in Deutschland allerdings nicht erhältlich ist. Aus der Gruppe der Opioide wurde bisher nur Tramadol eingehend getestet, welches in Studien die Schmerzen verringerte und keine schwerwiegenden Nebenwirkungen hatte.

Weitere Wirkungsnachweise gibt es für den Dopaminagonisten Pramipexol, das Neuroleptikum Olanzapin und intravenös verabreichtes Ketamin.

Sporttherapie und Funktionstraining

Das Herz-Kreislauf-System ist bei vielen Betroffenen nicht sehr leistungsfähig. Ein Herz-Kreislauf-Training, das vorsichtig über einen Zeitraum von Monaten gesteigert wird, kann bei einem Teil der Betroffenen Schmerzen und Müdigkeit reduzieren und die Lebensqualität verbessern. Empfohlene Ausdauersportarten sind Walking, Radfahren, Schwimmen und Aquajogging.

Auch ein Funktionstraining, bei dem bewegungstherapeutische Übungen in Trocken- und Wassergymnastik gezielt auf Muskeln und Gelenke wirken, verbessert bei einem Teil der Betroffenen die Situation.

Physikalische Therapien

Eine türkische Studie zeigte eine Wirkung des Stangerbades in Verbindung mit Amitriptylin. Im Vergleich zu Patienten, die allein mit Amitriptylin behandelt wurden, hatten die Patienten eine höhere Lebensqualität. Wegen der begrenzten Anzahl an Studien wurde diese Kombinationstherapie in der aktuellen S3-Leitlinie weder befürwortet noch abgelehnt. Thermalbäder (Balneo-, Spa- oder Thalassotherapie) sollten dahingegen eingesetzt werden. Massagen werden nicht empfohlen.

Entspannungsmethoden

Entspannungsverfahren wie die progressive Muskelentspannung, autogenes Training, Meditation, Lach Yoga und weitere Techniken der Stressbewältigung werden in Kombination mit aerobem Training empfohlen. Als alleinige Therapie sind diese Verfahren allerdings ungeeignet. Meditative Bewegungstherapien wie Taijiquan, Qigong und Yoga werden ebenfalls empfohlen.

Naturheilverfahren und Komplementärmedizin

Wärmebehandlungen, wie z. B. die Naturfangoanwendung, aber auch warme Thermalbäder und Saunagänge werden häufig wegen ihrer schmerzlindernden Eigenschaften angewendet. Ein ähnlicher Effekt kann kurzzeitig durch eine Ganzkörperkältetherapie erzielt werden.

Während die Leitlinie in der Vergangenheit Akupunktur nicht empfohlen hat, kann gemäß der Ausgabe 2012 der „zeitlich befristete Einsatz" erwogen werden. Es handelt sich um eine evidenzbasierte Empfehlung mit offenem Empfehlungsgrad. Grund war die methodischen Qualität der zugrunde gelegten Studien und der Umstand, dass Nebenwirkungen kaum systematisch berücksichtigt wurden.

Ernährungstherapien
Die Umstellung auf vegane Rohkost zeigte innerhalb von sechs Wochen deutliche Verbesserungen in verschiedenen subjektiven Parametern der Fibromyalgie (Morgensteifigkeit, Schmerzen in Ruhe und Allgemeinzustand). Wenn die Patienten ihre normalen Essgewohnheiten wieder aufnahmen, kehrten die Symptome zu ihrer ursprünglichen Stärke zurück. Ähnliche Ergebnisse wurden erzielt, wenn die Diät nur zum größten Teil aus veganer Rohkost (einschließlich Leinöl, Karotten- und Gerstengrassaft) bestand. So verbesserte sich der Symptomindex des FIQ bereits nach zwei Monaten signifikant. Nach sieben Monaten hatte sich jedes einzelne untersuchte Symptom (z. B. körperliche Einschränkungen, Depression, Müdigkeit) gebessert. Dies war eines der besten aktuellen Ergebnisse in der Behandlung der Fibromyalgie überhaupt, allerdings gab es keine Kontrollgruppe. Eine größtenteils vegetarische Diät (Mittelmeerdiät) zeigte hingegen keine deutliche Verbesserung. Alle Studien haben aufgrund der kleinen Teilnehmerzahl nur eine geringe statistische Relevanz.

Psychologische Maßnahmen
Verhaltenstherapie wird empfohlen, besonders in Verbindung mit Hypnotherapie, geleiteter Imagination und therapeutischem Schreiben.

Differentialdiagnosen

Da es sich bei der Diagnose Fibromyalgie um eine beschreibende Ausschlussdiagnose handelt, müssen zuvor unbedingt andere definierte Erkrankungen ausgeschlossen werden. Wichtig ist hierbei auch eine sorgfältige psychiatrische Abklärung, da bspw. eine Depression oft übersehen wird.

Myofasziales Schmerzsyndrom
Rheumatoide Arthritis
Spondylitis ankylosans
Perniziöse Anämie/Vitamin-B12-Mangel, neurologische Schäden treten meistens vor der eigentlichen Anämie auf.
Polyneuropathie
Borreliose
Hashimoto-Thyreoiditis
Multiple Sklerose
Epstein-Barr-Virus
Enthesiopathien, z. B. Tendinose – degenerative Erkrankungen der Sehnen oder des Sehnenansatzes, meist Folge  von Über- oder Fehlbelastungen bzw. von Stoffwechselstörungen, Abklärung in der Regel per Sonographie  möglich
Übertraining – intensive langwährende sportliche Betätigung, z. B. Leistungssportler, aber auch  ambitionierte Hobbysportler

Hypermobilitätssyndrom

Schlafmedizinische Aspekte

Die Fibromyalgie wird in der International Classification of Sleep Disorders (ICSD-2, 2005) im Anhang A und in der Leitlinie „Nicht erholsamer Schlaf/Schlafstörungen" bei den Schlafstörungen, die assoziiert mit andernorts klassifizierten Erkrankungen auftreten, aufgeführt, weil die Betroffenen wegen ihrer Beschwerden häufig zum Schlafmediziner überwiesen werden.

Bei der Störung des Schlafs handelt es sich um eine Folge der Grunderkrankung, die als Ursache der Schlafstörung erkannt und behandelt werden muss. Eine spezifische schlafmedizinische Diagnostik ist regelmäßig nicht erforderlich.

In Einzelfällen wurden Schlaf-Wach-Rhythmusstörungen entsprechend dem irregulären Typ beschrieben.

Geschichte

Eine Erstbeschreibung der Krankheit gab es schon 1904 unter dem Namen „Fibrositis". Die Existenz der Fibromyalgie ist insbesondere hinsichtlich ihres allgemein abgrenzbaren Krankheitswertes bis heute umstritten. Allerdings gibt es durchaus zunehmend Indizien, dass es sich um eine Erkrankung mit organischen Ursachen handeln könnte. Obwohl schon früher zahlreiche, im Einzelnen jedoch nicht unumstrittene – z. B. hinsichtlich der Spezifität – organische Befunde festgestellt wurden, haben erst moderne bildgebende Verfahren, welche Echtzeit-Einblicke in Bereiche des Zentralnervensystems ermöglichen, deutliche Abweichungen, z. B. in der Schmerzwahrnehmung, aufgezeigt. Diese Erkenntnisse wurden verschiedentlich bestätigt. Daher ist die Existenz der Schmerzwahrnehmung in Fachkreisen mittlerweile etwas weniger umstritten, was jedoch nicht für deren Ursache gilt. Auch wenn sich daraus für die Diagnostik (auf Grund der Kosten) oder die Therapie nicht direkt verwertbare Erkenntnisse bieten, sind die Betroffenen wenigstens den ihnen oftmals entgegengebrachten Vorwürfen (z. B. Simulation, Hypochondrie, Hysterie) nicht mehr ganz im früher anzutreffenden Umfang ausgesetzt.

Leitlinie

Zur Medizinischen Leitlinie „Fibromyalgiesyndrom: Definition, Pathophysiologie, Diagnostik und Therapie" sind mehrere Dokumente verfügbar. Neben einer Lang- und Kurzfassung der Leitlinie gibt es eine „Patientenleitlinie" und einen Überblick mit dem Titel „Das Wichtigste in Kürze", die sich an Menschen mit Fibromyalgiesyndrom und deren Angehörige wendet und ergänzend zum Arztgespräch Informationen bereithält.

Leitlinien-Detailansicht

Fibromyalgiesyndrom: Definition, Pathophysiologie, Diagnostik und Therapie
http://www.awmf.org/leitlinien/detail/ll/041-004.html

A review of fibromyalgia. In: Am J Manag Care. 10(11 Pt 1), (2004), S. 794–800, PMID 15623268.
A systematic review on the effectiveness of treatment with antidepressants in fibromyalgia syndrome. In: Arthritis Rheum. 59(9), (2008), S. 1279–1298, PMID 18759260.
Treatment of fibromyalgia with cyclobenzaprine: A meta-analysis. In: Arthritis Rheum. 51(1), (2004), S. 9–13, PMID 14872449.
Fibromyalgia: where are we a decade after the American College of Rheumatology classification criteria were developed? In: Arthritis Rheum. 46(5), (2002), S. 1136–1138, PMID 12115214.
Narrative review: the pathophysiology of fibromyalgia. In: Ann Intern Med. 146(10) (2007), S. 726–734, PMID 17502633.
Hartwig Mathies, Internist und Rheumatologe, Bad Abbach, 1997 Webseite der Rheumaliga Schweiz http://www.rheumaliga.ch/Weichteil_Rheuma Stand: 10. Januar 2015 um 20:35
Small fibre pathology in patients with fibromyalgia syndrome. N. Üçeyler u. a. In: Brain 136 (6), (2013), S. 1857-1867. PMID 23474848
Excessive peptidergic sensory innervation of cutaneous arteriole-venule shunts (AVS) in the palmar glabrous skin of fibromyalgia patients: Implications for widespread deep tissue pain and fatigue. P.J. Albrecht u. al. In: Pain Medicine 14 (6), (2013), S. 895-915. PMID 23691965
Carol A. Langford, Bruce C. Gilliland: Fibromyalgia. In: Anthony Fauci, Eugene Braunwald, Dennis L. Kasper u. a.: Harrisons´s

Principles of Internal Medicine. 17. Auflage. McGraw-Hill, 2008. Band 2, S. 2175.
G. Neeck, W. Brückle: Fibromyalgie. In: Henning Zeidler, Josef Zacher, Falk Hiepe (Hrsg.): Interdisziplinäre klinische Rheumatologie. 2. Auflage. Springer, Heidelberg 2008, S. 1022.
Kommission zur Weiterentwicklung der Rehabilitation in der gesetzlichen Rentenversicherung, Abschlußberichte – Band III, Arbeitsbereich „Rehabilitationskonzepte", Teilband 1: „Krankheiten des Skeletts, der Muskeln und des Bindegewebes" Teil II – S. 67–240.
Medknowledge: Pregabalin (Lyrica®): Antiepileptikum bei Fibromyalgie: US-Zulassung 2007 und Randomisierte Studie 2008
DGRH-Kongress: Wirksamkeit von Duloxetin bei Patienten mit Fibromyalgie (PDF; 55 kB)
Lesley M. Arnold: Biology and therapy of fibromyalgia. New therapies in fibromyalgia. In: Arthritis research & therapy. Band 8, Nummer 4, 2006, S. 212, doi:10.1186/ar1971, PMID 16762044, PMC 1779399 (freier Volltext) (Review).
Medknowledge: Das Antidepressivum Milnacipran bei Fibromyalgie. 2010.
Rudolf Jansen: Fibromyalgiesyndrom–Therapiemöglichkeiten. 2008, S. 43 (PDF; 584 kB)
J. K. Tofferi, J. L. Jackson, and P. G. O'Malley: Treatment of fibromyalgia with cyclobenzaprine: A meta-analysis. In: Arthritis & Rheumatism. Band 51, Nr. 1, 15. Februar 2004, S. 9–13, PMID 14872449.
R. M. Bennett, M. Kamin, R. Karim, and N. Rosenthal: Tramadol and acetaminophen combination tablets in the treatment of fibromyalgia pain: a double-blind, randomized, placebo-controlled study. In: Am J Med. 114(7), 2003, S. 537–545.
E. Eksioglu, D. Yazar, A. Bal, HD. Usan, A. Cakci: Effects of Stanger bath therapy on fibromyalgia. Springer-Verlag, London 2006, PMID 16897112.

S3-Leitlinie Fibromyalgiesyndrom: Definition, Pathophysiologie, Diagnostik und Therapie der Deutschen Interdisziplinäre Vereinigung für Schmerztherapie (DIVS). In: AWMF online (Stand 2012)
K. Kaartinen u. a.: Vegan diet alleviates fibromyalgia symptoms. In: Scand J Rheumatol. 2000 29(5), S. 308–313.
M. S. Donaldson u. a.: Fibromyalgia syndrome improved using a mostly raw vegetarian diet: an observational study. In: BMC Complement Altern Med. 2001;1, S. 7. Epub 2001 Sep 26.
A. Michalsen u. a.: Mediterranean diet or extended fasting's influence on changing the intestinal microflora, immunoglobulin A secretion and clinical outcome in patients with rheumatoid arthritis and fibromyalgia: an observational study. In: BMC Complement Altern Med. 2005 Dec 22;5, S. 22.
Fitzcharles MA, Boulos P. Inaccuracy in the diagnosis of fibromyalgia syndrome: analysis of referrals. Rheumatology (Oxford) 2003; 42:263.
http://www.uptodate.com/contents/differential-diagnosis-of-fibromyalgia
S3-Leitlinie Nicht erholsamer Schlaf/Schlafstörungen der Deutschen Gesellschaft für Schlafforschung und Schlafmedizin (DGSM). In: AWMF online (Stand 2009)
Gerd Herold: Fibromyalgie-Syndrom.
Fibromyalgie: Erster Nachweis erbracht: Pressemitteilung vom 14. März 2013, Bayerische Julius-Maximilians-Universität Würzburg

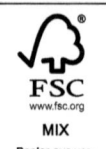